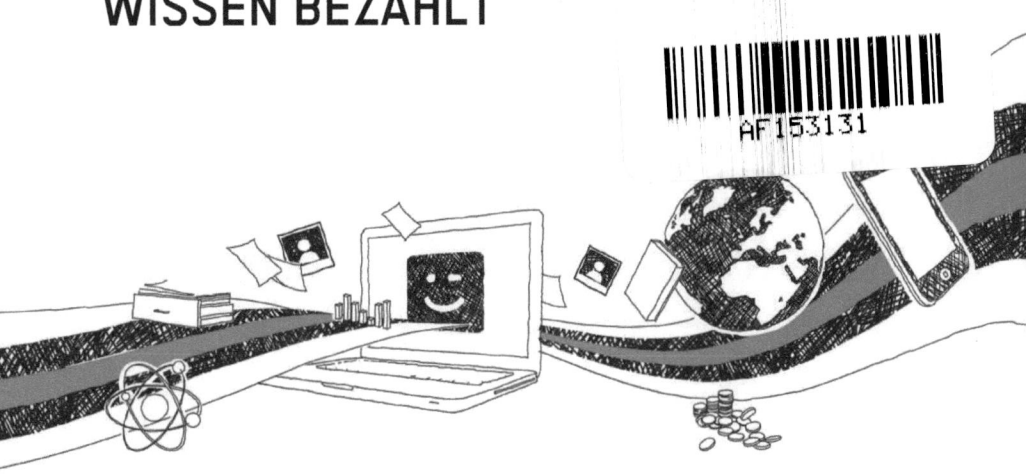

Übergewicht und Adipositas bei Kindern. Ein präventivorientiertes Ernährungskurskonzept nach § 20 SGB V

Anna Potapkin

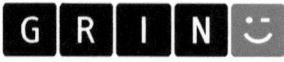

Bibliografische Information der Deutschen Nationalbibliothek:

Die Deutsche Nationalbibliothek verzeichnet diese Publikation in der Deutschen Nationalbibliografie; detaillierte bibliografische Daten sind im Internet über http://dnb.d-nb.de abrufbar.

ISBN: 9783346314901
Dieses Buch ist auch als E-Book erhältlich.

© GRIN Publishing GmbH
Nymphenburger Straße 86
80636 München

Druck und Bindung: Books on Demand GmbH, Norderstedt Germany
Gedruckt auf säurefreiem Papier aus verantwortungsvollen Quellen

Das vorliegende Werk wurde sorgfältig erarbeitet. Dennoch übernehmen Autoren und Verlag für die Richtigkeit von Angaben, Hinweisen, Links und Ratschlägen sowie eventuelle Druckfehler keine Haftung.

Das Buch bei GRIN: https://www.grin.com/document/966163

Deutsche Hochschule für
Prävention und Gesundheitsmanagement
Hermann Neuberger Sportschule 3
66123 Saarbrücken

Bachelor-Thesis

zur Erlangung des Grades

Bachelor of Arts

Titel der Abschlussarbeit:

>Erstellung eines präventivorientierten Ernährungskurskonzeptes nach § 20 SGB V für
Kinder bei einem Anbieter<

Studiengang: Gesundheitsmanagement

eingereicht von

Name, Vorname: Potapkin, Anna

Ort und Tag der Einreichung: Saarbrücken,   31.10.2020

Inhaltsverzeichnis

1 Einleitung und Problemstellung

Seit einiger Zeit zählen Übergewicht und Adipositas zu einer der größten gesundheitlichen Probleme unserer Gesellschaft. Jedes 6. Kind in Deutschland ist übergewichtig
(AGA, 2018). Viele davon sogar adipös. Die Prävention von Übergewicht und Adipositas
bei Kindern und Jugendlichen spielt eine wichtige Schlüsselrolle, denn mit hoher Wahr-
scheinlichkeit begleitet das Übergewicht die betroffenen Kinder bis ins Erwachsenenalter. Da Übergewicht und Adipositas ein ernstzunehmendes Gesundheitsrisiko im Kindes-
und Jugendalter darstellen (Babitsch et al., 2016) ist mit einer hohen Notwenigkeit für
Maßnahmen zur Prävention in diesem Alter zu rechnen. Übergewicht schränkt nicht nur
die physischen, mentalen und gesellschaftlichen Komponenten ein, sondern trägt auch
viele schwere Folgekrankheiten mit sich (Pachinger, 2015). Zunächst steigen Blutdruck,
Cholesterin und Blutzuckerspiegel an. Schnell kommen Krankheiten hinzu, die früher
erst im späteren Alter auftraten, wie Typ-2-Diabetes, Leberverfettung und Bluthochdruck. In schweren Fällen kommt es zu Herz-Kreislauf-Erkrankungen, Erkrankungen des
Muskel- und Skelettsystems, sowie eine allgemein verringerte Lebenserwartung (Daniels,
S. 2006). Um diese Folge möglichst gering zu halten sollten Kinder früh mit einer Adipositastherapie beginnen, denn Waters, E. (2011) fand auch heraus, dass die Altersabhängigkeit eine große Bedeutung hat. Je jünger die Kinder, desto besser die Ergebnisse. Ein
Beleg, dass mit Prävention und Therapie früh gestartet werden muss, um das Ernährungs-
und Bewegungsverhalten in Deutschland nachhaltig zu verbessern. Eine gängige Me-
thode, um das Ernährungswissen der Kinder zu erweitern, ist die Erstellung eines Kurskonzeptes nach § 20 SGB V. Unter Kursen nach § 20 SGB V fallen Präventionskurse. Sie
sollen die Gesundheit erhalten, verbessern und Risiken für Krankheiten reduzieren. Der
„Leitfaden Prävention" unterteilt diese in vier Handlungsfelder: Bewegungsgewohnheiten, Ernährung, Stressmanagement und Suchtmittelkonsum.

2 Zielsetzung

Das Ziel der Arbeit besteht darin ein präventivorientiertes Ernährungskurskonzept für
Kinder im Alter von 7-10 Jahren auf der Grundlage von Wirksamkeitsbelegen zu erstel-
len. Es soll ein Kurskonzept für Kinder erstellt werden, mit diesem signifikante Ergebnisse in Bezug auf die Prävention von Übergewicht und Adipositas erzielt werden kön-

nen. Dafür werden Wirksamkeitsbelege mit Hilfe einer wissenschaftlichen Literatur-recherche recherchiert, qualitativ ausgewertet und zu einem neuen Konzept zusammen getragen. Das Ernährungsprogramm wird für die Abrechnung über Krankenkassen konzipiert. Bei der Erstellung sind die Anforderungskriterien des § 20 SGB V zu berücksichtigen.

3 Gegenwärtiger Kenntnisstand

3.1 Begrifflichkeiten in der Prävention und Leitfaden

3.1.1 Übergewicht und Adipositas

Übergewicht und Adipositas, Begrifflichkeiten die häufig in unserer Gesellschaft gleichgestellt werden. Zwischen liegt jedoch ein Unterschied. Geht das Körpergewicht in Relation zur Körpergröße über das normale Maß, spricht man von Übergewicht oder Adipositas. Mit der Berechnung des Body-Mass-Index (BMI) lässt sich das Gewicht wie man der Tab.1 Entnehmen kann in verschiedene Kategorien einstufen: Untergewicht, Normalgewicht und Adipositas Stufe I bis III (WHO, 2000). Ab einem BMI von 25,0 kg/m^2 gilt man als übergewichtig. Ab einem BMI von 30,0 als adipös oder auch fettleibig.

Tab. 1: BMI-Kategorisierung (modifiziert nach WHO, 2000)

Einstufung	BMI (kg/m^2)
Untergewicht	< 18,5
Normalgewicht	18,5 – 24,9
Übergewicht	25 – 29,9
Adipositas I	30 – 34,9
Adipositas II	35 – 39,9
Adipositas III	≥ 40

Der BMI ist ein Richtwert, der sich ausschließlich auf die Körpermasse, unabhängig von Alter und Geschlecht bezieht. Die Berechnung erfolgt mit folgender Formel:

$$BMI \ (kg/m^2) = \frac{Körpergewicht}{Körpergröße \ (m^2)}$$

In Deutschland werden Übergewicht und Adipositas bei Kindern und Jugendlichen mithilfe von geschlechtsspezifischer Altersperzentile für den BMI definiert. Die von der Arbeitsgemeinschaft Adipositas im Kindes- und Jugendalter entwickelten Daten dienen als Referenzwerte (Kromeyer, 2001). Ein Übergewicht liegt bei Kindern und Jugendlichen vor, wenn sich der BMI-Wert oberhalb der 90. Perzentile befindet. Liegen die Werte oberhalb der 97. Perzentile, spricht man von Adipositas.

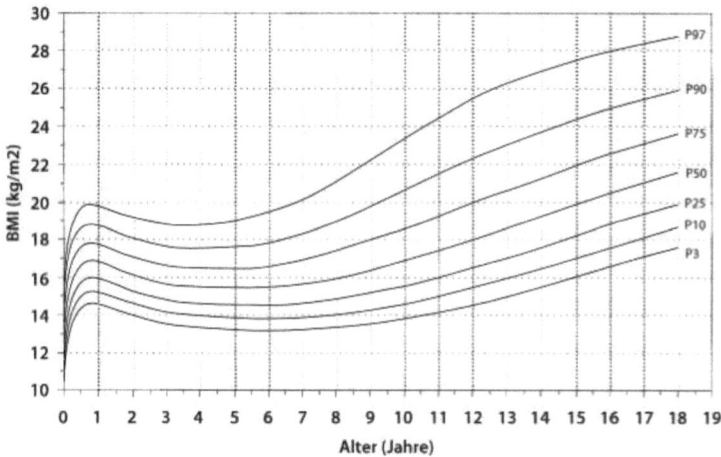

Abb. 1: Perzentile für den BMI für Jungen im Alter von 0-18 Jahren (Kromeyer-Hausschild, 2001, S. 811)

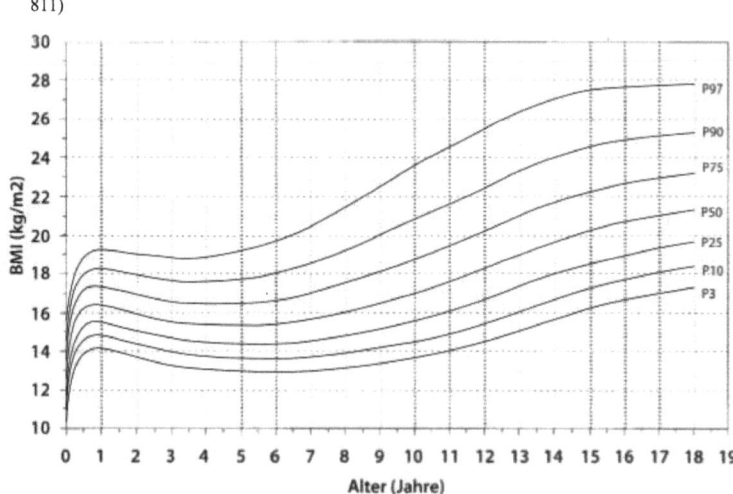

Abb. 2: Perzentile für den BMI für Mädchen im Alter von 0-18 Jahren (Kromeyer-Hausschild, 2001, S. 811)

3.1.2 Prävention und Gesundheitsförderung

Unter dem Begriff Krankheitsprävention, häufiger auch nur als Prävention versteht man das Vorbeugen von Krankheiten. Ziel der Prävention ist es, Krankheiten zu verhindern und mögliche Risiken von Erkrankungen zu reduzieren (Klotz, 2006). Mit der Prävention ist auch die Gesundheitsvorsorge beschrieben, Sie umfasst alle Maßnahmen die gezielt Krankheiten vorbeugen können (Bartholomeyczik, 2006) und dabei genau auf Riskien unterschiedlicher Krankheiten eingehen.

Die Gesundheitsförderung hingegen befasst sich mit dem Erhalt der Gesundheit. Sie ist nicht auf konkrete Krankheiten ausgerichtet, sondern auf eine allgemeine Stärkung der Gesundheit (Bartholomeyczik, 2006). Laut Bundesministerium für Soziales, Gesundheit, Pflege und Konsumentenschutz (2020) ist das Ziel der Gesundheitsförderung „für alle Menschen einen Zustand von körperlichem, seelischem und sozialem Wohlbefinden erreichbar zu machen".

3.1.3 Leitfaden Prävention

Inhaltliche Handlungsfelder und qualitative Kriterien, für die Leistungen der Krankenkassen in der Primärprävention und betrieblichen Gesundheitsförderung, werden im GKV-Leitfaden Prävention von dem GKV-Spitzenverband zusammen mit den Krankenkassenverbänden festgelegt. Diese sind verbindlich für die Leistungserbringung vor Ort. Die den dargestellten Handlungsfelder und Kriterien nicht entsprechenden Maßnahmen dürfen nicht durchgeführt oder gar gefördert werden. Unter die vier Handlungsfelder der individuellen verhaltensbezogenen Primärprävention fallen die Bewegungsgewohnheiten, Stressmanagement, Suchtmittelkonsum und für diese Arbeit von größter Bedeutung das Handlungsfeld Ernährung, mit den Präventionsprinzipien Vermeidung von Mangel- und Fehlernährung sowie Vermeidung und Reduktion von Übergewicht. Der Leitfaden bildet die Grundlage für alle Maßnahmen, die Versicherten unterstützen sollen Krankheitsrisiken frühstmöglich vorzubeugen und gleichzeitig gesundheitliche Ressourcen zu stärken. Genauere Anforderungskriterien sind unter Kapitel 3.2.6 zu finden.

3.2 Zahlen, Daten und Fakten zum Thema Übergewicht und Adipositas im Kindesalter

3.2.1 Übergewicht und Adipositas bei Kindern

Übergewicht und Adipositas, eines der größten Gesundheitsprobleme bei Kindern und Jugendlichen. Auch wenn Studien zeigen, dass sich die Werte in den letzten Jahren weitestgehend stabilisiert haben (Blüher, S. + Moss, A.) liegen diese trotzdem zu hoch. Mehr als 50% der adipösen Kinder bleiben auch im Jugendalter adipös. Ca. 80% der adipösen Jugendlichen weisen auch im Erwachsenenalter Adipositas auf (Simmonds, M. 2016). Laut Rki.de spricht man in Deutschland nach dem letzten Stand von insgesamt 15% übergewichtigen Kindern im Alter von 3-17 Jahren. 6,3% davon leiden sogar unter Adipositas. Schaut man die für diese Arbeit gewählte Zielgruppe von 7-10-Jährigen an, liegt man bei 15% Übergewichtigen und 6,4% Adipösen Kindern.

3.2.2 Ursachen und Risikofaktoren für Übergewicht und Adipositas

Zu den Risikofaktoren von Übergewicht gehören etliche Punkte. Elterliches Übergewicht, eine hohe Gewichtszunahme (der Mutter) während der Schwangerschaft, Rauchen der Eltern, wenig Schlaf, eine geringe körperliche Aktivität, ein hoher Medienkonsum, eine ungesunde Ernährung oder auch ein niedriger Sozialstatus sowie Migrationshintergründe (Roth, C. 2002). Im Folgenden werden drei der genannten Risikofaktoren genauer betrachtet. Das Übergewicht der Eltern ist eines der stärksten Faktoren. Hier spielen die Vorbildfunktion und die Prägung des Verhaltens von Kindern eine wesentliche Rolle. Die genetische Veranlagung kann hier nur zu einem Teil miteinbezogen werden, da dieser Zusammenhang auch bei nicht leiblichen Eltern nachvollzogen werden kann (Fogelholm, M. 1999). Unabhängig sind hier jedoch das Alter und Geschlecht des Kindes. Der nächste Faktor bezieht sich auf die Verhaltensweisen der Kinder. Der Medienkonsum. Dieser ist in den vergangenen Jahren enorm gestiegen. Je höher der Medienkosum, je höher somit auch die körperliche Inaktivität der Kinder. Zudem werden Kinder unter zwölf Jahren sehr von Werbung im Fernsehen beeinflusst (Lobstein, 2005). In dem Fall kann sich hier die Werbung auf hochkalorische Lebensmittel negativ auswirken. Nach Belissimo, 2007 lässt sich auch sagen, dass der Fernsehkonsum während der Aufnahme einer Mahlzeit zu einer erhöhten Energieaufnahme beiträgt. Als letzter Faktor auf den näher eingegangen wird ist die Ernährung von Kindern und Jugendlichen. Deutschen Kindern wird oftmals ein falsches Essverhalten vermittelt. Sie essen zu süß, zu fett, zu große Mengen (Grau,

2003), die empfohlene Zufuhr wird nicht eingehalten, sowie der hohe Konsum an zucker-haltigen Getränken (Kersting, 2004). Die Nahrungsmittelauswahl und Ernährungsge-wohnheiten werden meist mit denen der Eltern in Verbindung gebracht so Reinehr (2010). Jugendliche konsumieren zu viele Lebensmittel mit einer hohen Energiedichte, was sehr gefährlich ist, vor allem auch beim „Snacken" (Jahns, 2001). Ein Drittel aller Mahlzeiten werden von Jugendlichen außerhalb von zu Hause gegessen (Reinehr, 2010), viele greifen hier auf das günstige Fast-Food Restaurant zurück. Schaut man die Empfehlungen einer ausgewogenen Ernährung an, essen die deutschen Kinder und Jugendlichen zu viele fett-und eiweißhaltige Fleischprodukte. Beim Gemüse werden sogar 50% unterschritten (Brettschneider, 2006). Häufiger Grund eines Übergewichts ist die Energie-Disbalance. Die Energieaufnahme ist im Vergleich zur Energieabgabe zu hoch. Auf den Zusammen-hang von Ernährung und mangelnder Bewegung schauen immer mehr Wissenschaftler (Grau, 2003; Brettschneider, 2006) in Bezug auf die Entstehung von Übergewicht und Adipositas.

3.2.3   Gesundheitliche Folgen von Übergewicht und Adipositas bei Kindern

Übergewicht und Adipositas ziehen viele metabolische sowie physiologische Verände-rungen mit sich. Zu den häufigsten durch Adipositas bedingten Erkrankungen zählen Typ-2-Diabetes, Herz-Kreislauf und orthopädische Erkrankungen (Eisenmann, J.C., 2004). Folgeerkrankungen des Übergewichts können schon sehr früh auftreten. Bereits 25 Prozent der betroffenen übergewichtigen Kinder leiden an einer Fettwechselstörung, ca. 33 Prozent von ihnen an Bluthochdruck (Reinehr, 2005). Dehnungsstreifen, Infektio-nen der Haut und ein verstärktes Längenwachstum sind ebenfalls Folgen der Adipositas (Wabitsch, 2005). Jedoch gibt es auch psychische sowie psychosoziale Auswirkungen. Übergewichtige Kinder werden oft ausgegrenzt und gemobbt, das Selbstwertgefühl sinkt und wirkt sich so stark aus, dass Kinder sich zurückziehen. Es kommt zur sozialen Isola-tion, Depressionen können sich entwickeln (Hartmann & Hilbert, 2013). Schimmer (2003) fand durch seine Studie heraus, dass der Leidensdruck von übergewichtigen Kin-dern, dem von krebskranken Kindern gleichgesetzt werden kann. Oftmals nehmen Kinder gar nicht erst die körperliche Erkrankung war, sondern den psychischen Druck.

3.2.4 Studienlage zur Prävention und Therapie von Übergewicht/Adipositas im Kindes- und Jugendalter

Laut WHO (2000) gibt es drei verschiedene Präventionsmöglichkeiten: Die universale, selektive und gezielte Prävention. Erstere richtet sich an alle Menschen, unabhängig von bestehenden Risiken. Sie dient der Gesundheitsförderung. Mit ihr sollen Risiken reduziert und/oder beseitigt werden. Die selektive Prävention richtet sich an alle mit bestehenden Risiken. Seien die Kinder noch normalgewichtig oder schon übergewichtig und besitzen adipöse Eltern. Das Wissen soll verbessert werden. Vereinzelte Studien zeigen zu dieser Strategie eine Verbesserung des Gesundheitsverhaltens und eine minimale Verbesserung des BMI (Campbell, 2001). Die letzte Strategie, die gezielte Prävention, richtet sich an alle bereits Übergewichtigen und Adipösen. Hier konnten Studien zeigen (Edmunds, 2001), dass sich das Übergewicht bei einigen Kindern, deren Familie bereit für eine Verhaltensänderung war, reduziert werden konnte. Bei Kindern ist nicht immer eine Gewichtsreduktion nötig. Für den Anfang reicht auch eine Gewichtsstabilisierung. Kinder haben Erwachsenen gegenüber den Vorteil, durch ein stabiles Gewicht bei gleichzeitigem Körperwachstum eine Verbesserung des BMI zu erreichen (Reinhardt, 2014). Ein Nachweis von nachhaltigen Wirkungen, sowie flächendeckende Therapieangebote fehlen bis heute (Mast, 2003). Auch Medikamente und Diäten zeigen keine nachhaltigen Erfolge (Daniels, 2001). Nur chirurgische Eingriffe zeigen Effektivität, jedoch mit gravierenden Nebenwirkungen (Braghetto, 2003). Kursprogramme die in Kombination von Ernährungstherapie, Bewegungstherapie (Epstein, 2002), sowie dem Einbezug der Eltern (Epstein, 1996) durchgeführt wurden, erzielten die besten Ergebnisse. Evidenzbasiert ist der Einfluss von körperlicher Aktivität in der Adipositastherapie. Dadurch kann der Körperfettanteil signifikant gesenkt werden (Owens, 1999). Von großer Bedeutung ist auch die Gestaltung eines aktiven Alltags (Tremblay, 2003). Studien belegen, dass es sich bei der Reduzierung von Übergewicht positiv auswirkt, wenn Kinder viel zu Fuß laufen, Fahrrad fahren, die Treppe statt dem Aufzug nehmen oder auch Draußen spielen, statt zu Hause auf Medien zurückzugreifen und dabei die körperliche Aktivität einzuschränken. Zudem wird die höhere Aktivität von Kindern belegt, wenn deren Eltern aktiv sind (Moore, 1991). Neben ambulanten Therapiemöglichkeiten zeigen Studien auch den positiven Effekt von stationären Angeboten mit einer Dauer von 4-6 Wochen in spezialisierten Kliniken für Kinder- und Jugendliche (Wabitsch, 2014).

3.2.5 Handlungsempfehlungen aus Leitlinien und Forschungsergebnissen

Tab. 2: Darstellung der recherchierten Wirksamkeitsbelege (1)

Titel	Effectiveness of weight management interventions in children: a targeted systematic review for the USPSTF.
Autor(en)	Evelyn P. Whitlock, Elizabeth A. O'Connor, Selvi B. Williams, Tracy L. Beil and Kevin W. Lutz
Erscheinungsjahr	2010
Fragestellung	Klärung der Qualität einzelner Studien
Zielsetzung	Bewertung der Qualität nach festgelegten Kriterien der Studien von Ärzten
Stichprobe	Überprüfung 15 Studien, Kinder und Jugendliche zwischen 4-18 Jahren
Untersuchungsdesign	Systematic Review
Hauptergebnisse	Verhaltensinterventionen waren am effektivsten, mit geringen Schäden. Verhaltensinterventionen mit zusätzlicher medikamentösen Behandlung hatten moderate BMI-Senkungen, jedoch höhere Nebenwirkungen
Schlussfolgerung	Kurzfristige Vorteile von Verhaltensinterventionen bei übergewichtigen und adipösen Kinder und Jugendlichen

Tab. 3: Darstellung der recherchierten Wirksamkeitsbelege (2)

Titel	Reducing obesity in early childhood: results from Romp & Chomp, an Australian community-wide intervention program.
Autor(en)	Andrea M de Silva-Sanigorski, A Colin Bell, Peter Kremer, Melanie Nichols, Maree Crellin, Michael Smith, Sharon Sharp, Florentine de Groot, Lauren Carpenter, Rachel Boak, Narelle Robertson, Boyd A Swinburn
Erscheinungsjahr	2010
Fragestellung	Wie hoch ist die Wirksamkeit?
Zielsetzung	Ermittlung Wirksamkeit der Romp & Chomp-Intervention bei Reduzierung von Übergewicht und Adipositas, der Förderung einer gesunden Ernährung sowie die Aktivität bei Kindern zwisch 0-5 Jahren
Stichprobe	Gemeinschaftsweite Studie mit 12.000 Kinder
Untersuchungsdesign	Wiederholter Querschnitt mit Entwurfs- und Vergleichsprobe
Hauptergebnisse	Nach der Therapie konnten signifikante Ergebnisse zu einem niedrigerem Durchschnittsgewicht und einer niedrigeren Prävalenz von Übergewicht und Adipositas, Verpackte Snacks, Fruchtsäfte und herzhaftes Essen wurden signifikant reduziert
Schlussfolgerung	In frühem Kindesalter kann Übergewicht reduziert und die Ernährung verbessert werden

Tab. 4: Darstellung der recherchierten Wirksamkeitsbelege (3)

Titel	Childhood obesity prevention programs: comparative effectiveness review and meta-analysis
Autor(en)	Y Wang, Y Wu, RF Wilson, S Bleich, L Cheskin, C Weston, N Showell, O Fawole, B Lau, and J Segal.
Erscheinungsjahr	2013
Fragestellung	Klärung Wirksamkeit einzelner Maßnahmen in Bezug auf Übergewicht und Adipositas
Zielsetzung	Bewertung von Wirksamkeiten einzelner Therapien zur Prävention von Übergewicht und Adipositas
Stichprobe	Überprüfung 124 interventioneller Studien
Untersuchungsdesign	Review und Metaanalyse
Hauptergebnisse	Es wurden Vorteile für folgende Präventionen erfasst: Interventionen mit körperlicher Aktivität, schulbasiert mit Heimkomponente, Interventionen mit Ernährung in Kombination mit körperlicher Aktivität
Schlussfolgerung	Die besten Wirksamkeiten zeigen Therapien in schulbasierter Umgebung mit Einbezug der Familie und die Kombination aus Ernährung und Bewegung sowie einer zusätzlichen Komponente zu Hause

Tab. 5: Darstellung der recherchierten Wirksamkeitsbelege (4)

Titel	Interventions for preventing obesity in children
Autor(en)	Waters E, de Silva-Sanigorski A, Burford BJ, Brown T, Campbell KJ, Gao Y, Armstrong R, Prosser L, Summerbell CD
Erscheinungsjahr	2011
Fragestellung	Klärung Evidenzbasis der bestehenden Studien
Zielsetzung	Vorherigen Forschungsüberprüfung zu aktualisieren, Wirksamkeit evaluierter Interventionen bestimmen, die von Veränderungen des BMI bewertet werden. Merkmale der verschiedenen Programme und Strategien zu untersuchen.
Stichprobe	Überprüfung 37 Studien, 27.946 teilnehmende Kinder
Untersuchungsdesign	Metaanalyse
Hauptergebnisse	Therapien können das Übergewicht und die Adipositas reduzieren, jedoch nicht alle Studien zeigten Wirksamkeit
Schlussfolgerung	Unterstützung der Eltern und Aktivitäten, die Kinder motivieren sollen den Alltag aktiver zu gestalten, weniger Medienkonsum, nahrhaftere Lebensmittel zu verzehren.

Titel	Strategies for the prevention and control of obesity in the school setting: systematic review and meta-analysis
Autor(en)	D L Katz, M O`Connell, V Y Njike, M-C Yeh & H Nawaz
Erscheinungsjahr	2008
Fragestellung	Wie hoch ist die Wirksamkeit schulbasierter Strategien?
Zielsetzung	Ermittlung der Wirksamkeit schulbasierter Strategien zur Prävention von Übergewicht und Adipositas
Stichprobe	Überprüfung 19 Studien, 13.029 Schüler (Stichprobengröße einer Studie fehlend)
Untersuchungsdesign	Review und Metaanalyse
Hauptergebnisse	Interventionen in Bezug auf Ernährung in Kombination mit Bewegung konnten signifikante Ergebnisse der Reduktion des Körpergewichts zeigen, die Beteiligung der Familie führte ebenfalls zu signifikanter Gewichtsreduktion
Schlussfolgerung	Kombination Ernährungslehre und körperliche Aktivität und der Einbezug der Familie bringen signifikante Ergebnisse

3.2.6 Anforderungskriterien an präventivorientierte Kurskonzepte nach § 20 SGB V.

Um einen nach § 20 SGB V Präventionskurs anbieten zu dürfen müssen sich Anbieter an bestimmte Vorgaben halten, die im „Leitfaden Prävention" definiert sind. Sie dienen der Sicherstellung eines qualitativ hohen Standards. Wurde ein Konzept für ein Kurs erstellt, muss dieses bei der Zentrale Prüfstelle Prävention, auch ZPP eingereicht werden. Wurden alle Kriterien erfüllt, erhält man das Prüfsiegel Deutscher Standard Prävention. Somit fördern Krankenkassen finanziell die Teilnahme an den mit Prüfsiegel angebotenen Kursen. Präventionskurse dürfen in folgenden Handlungsfeldern angeboten werden: Bewegungsgewohnheiten, Ernährung, Stressmanagement und Suchtmittelkonsum. Alle vier haben jeweils zwei Präventionsprinzipien. Als Beispiel das Handlungsfeld Ernährung mit den Prinzipien Vermeidung von Mangel- und Fehlernährung sowie Vermeidung und Reduktion von Übergewicht. Mithilfe von Datenquellen muss belegt werden ob und inwieweit der Bedarf für das bestimmte Präventionsangebot besteht. Die Ermittlung bezieht sich beispielsweise auf Krankheitsbilder wie Koronare Herzkrankheiten, Diabetes mellitus Typ II oder Krankheiten des Skeletts, der Muskulatur oder des Bindegewebes. Wichtig ist, dass eine hohe epidemiologische Bedeutung besteht. Die Maßnahmen müssen evidenzbasiert sein, um akzeptiert zu werden. Die Interventionen sollten in bestimmten Zielgruppen mit bestimmtem Bedarf stattfinden. Diese Zielgruppen werden anhand von bestimmten Indikatoren definiert (siehe Tab.7). Zudem sollten die Teilnehmer der Kurs die Motivation erlernen nach der Kursteilnahme das neue Wissen für eine nachhaltige Wirkung umzusetzen. Ziele müssen präzise und umsetzbar sein. Die Kursinhalte sind in Theorie und Praxis genau zu definieren und dem Handlungsfeld und deren Präventionsprinzipien auszuwählen. Neben risikoreduzierenden Anteilen sollten auch ressourcenstärkende eingeplant werden. Ebenso muss die Methodik des Kursangebots in Theorie und Praxis genau definiert und an die Zielgruppe angepasst sein. Eine Förderung der Selbstständigkeit und Eigeninitiative ist von großer Bedeutung. Anbieter müssen entsprechende im Leitfaden erwähnte Qualifikationen besitzen um die Kurse durchführen und anbieten zu können. Jeder Kurs bedarf einer Dokumentation und Erfolgskontrolle. Die Kurse sollten eine Dauer von 8-12 Wochen umfassen. Werden die Kurseinheiten der Teilnehmer regelmäßig besucht, werden diese nach Krankenkasse meist zwischen 80-100% nach Kursende bezuschusst. Maximal dürfen zwei Kurse in verschiedenen Handlungsfeldern pro Jahr besucht werden.

4   Methodik

4.1   Zielgruppe

Als Zielgruppe wurden weibliche wie auch männliche Kinder zwischen 7-10 Jahren ausgewählt. Der soziale Status entspricht dem Durchschnitt, sie besuchen eine staatliche Grundschule. Die Kinder sind übergewichtig bzw. schon adipös im Bereich der 90. – 97. Perzentile des BMI (GKV-Spitzenverband, 2018, S. 72). Weitere Gesundheitsbelastungen der Zielgruppe sind die ebenfalls übergewichtigen oder adipösen Eltern. Kinder deren Eltern eine mangelnde Bereitschaft zur Unterstützung zeigen, sind leider nicht zur Kursteilnahme befähigt, da diese für positive Ergebnisse von Nöten sind (GKV-Spitzenverband, 2018, S. 72). Psychiatrische Grunderkrankungen sowie diagnostizierte Essstörungen sprechen ebenfalls gegen die Teilnahme so einer Art Kurses. Diese Kinder benötigen weitaus mehr Aufmerksamkeit von einem qualifizierterem Fachpersonal sowie teilweise Einzelbehandlungen. Die Zielgruppe von 7-10 Jahren wurde gewählt, da viele Studien belegen, dass (Waters, 2011) die Altersabhängigkeit eine große Rolle spielt. Je jünger die

Kinder sind, desto besser fallen die Ergebnisse nach Therapieteilnahmen aus. Zudem befindet sich die Zielgruppe auf einer staatlichen Grundschule, damit auch Kinder, die weniger Geld zur Verfügung haben ihrem Kind Hilfe in Bezug auf das Gesundheitsproblem bieten können. Die Grundschule wurde gewählt, da sich hier das Mobbing noch gering hält. Das Übergewicht soll bis zur weiterführenden Schule in den Griff bekommen werden, damit sich die Kinder vor Mobbingattacken auf der neuen Schule schützen können. Kinder mit Übergewicht sind nämlich einem höheren Risiko von Mobbing ausgesetzt (Schienkiewitz, 2018). Genauso wurden Kinder mit übergewichtigen Eltern und gleichzeitiger Bereitschaft das Kind bei der Umsetzung zu Unterstützen ausgesucht, da Studien zeigen, dass sich bessere Veränderungen zeigen, wenn die Familie hinter dem Kind steht und es ihm hilft, genauso wie ebenfalls aktive Eltern das Kind animieren die Ernährung umzustellen und ein aktiveren Alltag zu leben (Moore, 1991, Epstein, 1996).

Tab. 7: Zielgruppe für das Kurskonzept (eigene Darstellung)

Zielgruppe	
Merkmal	**Beschreibung**
Alter	7-10 Jahre
Geschlecht	weiblich, männlich
Sozialer Status	Staatliche Grundschule
Gesundheitsverhalten/-belastungen	-Kinder mit Übergewicht im Bereich der 90. Bis 97. Perzentile der Häufigkeitsverteilung der alters- und geschlechtsspezifischen BMI- Werte (GKV-Spitzenverband, 2018, S. 72) -Kinder deren Eltern ebenfalls übergewichtig oder adipös sind
Kontraindikationen zur Kursteilnahme	-Psychiatrische Grunderkrankungen/ Essstörungen -mangelnde Bereitschaft der Eltern, eine kontinuierliche Teilnahme zu unterstützen (GKV-Spitzenverband, 2018, S.72)

4.2 Maßnahmen

Folgendes Kapitel befasst sich mit den Maßnahmen des geplanten Kurskonzeptes. Die Grobplanung wird in Tabellenform dargestellt und erläutert. Es wird auf Punkte wie die übergeordneten Kursziele, Kursinhalte, Kursdauer, Anzahl der Kurseinheiten, etc. eingegangen. Anschließend folgt die Begründung der gewählten Maßnahmen des Ernährungkurskonzeptes.

4.2.1 Grobplanung

Tab. 8: Darstellung der Grobplanung des Ernährungkurskonzeptes

Grobplanung	
Planungspunkte	**Beschreibung**
Übergeordnete Kursziele	-Förderung eines verbesserten Körpergefühls und Selbstbewusstseins -Förderung eines bedarfsgerechten, gesundheitsfördernden Ernährungsverhalten
Kursinhalte	Hintergrundinformationen, Risikofaktoren und Ursachen, Folgen, Nahrungsmittelkunde, Mahlzeitenzubereitung, Bewegung
Kursdauer	10 Wochen
Kurseinheiten (KE)	1 KE pro Woche a 45 min
Zeitliche Aufteilung	Theorie: 15min / Praxis: 30min
Teilnehmerzahl	min. 6 und max. 8 Teilnehmer
Ressourcen	Seminarraum mit Beamer, Küche, Laptop, Namensschilder, Lebensmittelkärtchen, Lebensmittel, Zuckerwürfel, Blutdruckmessgerät, digitale Körperwaage, Bälle, Rezepte, Fragebogen, Evaluationsprotokoll
Kursleiter/Betreuer	Sozialpädagoge, Kinderarzt, Diätassistent, Ernährungswissenschaftler
Kursanbieter	Volkshochschule

4.2.2 Begründung der geplanten Maßnahmen

Übergeordnete Kursziele des Ernährungkurskonzeptes sind zum einen die Förderung eines verbesserten Körpergefühls und Selbstbewusstseins, zum anderen die Förderung eines bedarfsgerechten, gesundheitsfördernden Ernährungsverhalten (GKV-Spitzenverband, 2018, S.72) damit die Teilnahme am Angebot auch nachhaltige Wirksamkeit mit sich bringt. Die Kursinhalte stellen sich aus Hintergrundinformationen, Risikofaktoren,

Ursachen, Folgen, Nahrungsmittelkunde, Mahlzeitenzubereitung und Bewegung zusammen. Gewählt wurde die Kombination aus Nahrungsmittelkunde und Bewegung aufgrund von der evidenzbasierten Wirkung (Epstein, 1996, Epstein, 2002). Da meistens ein Ungleichgewicht zwischen Energiezufuhr und Energieabgabe (Brettschneider, 2006) herrscht, sollen die Kinder lernen einen aktiveren Alltag zu leben, um die Energieabgabe zu erhöhen. Hinsichtlich der Krankheit sollen die Kinder auch lernen wie es erst zu dem Übergewicht gekommen ist. Sie sollen Risikofaktoren kennenlernen, um ihre Ressourcen im Leben zu stärken. Ebenso wird ein Blick auf die Folgen geworfen. Viele Kinder sind anfangs nicht motiviert oder sehen keinen Grund etwas zu ändern. Diesen soll klargemacht werden, was alles passieren könnte, wenn sie nicht genau jetzt anfangen was zu ändern. Die Nahrungsmittelkunde soll dazu dienen Eltern und Kinder zusammenzuführen. Oft liegt das Problem an einer falschen Vorbildfunktion. Übergewichtige Eltern leben den Kindern eine komplett oder teilweise falsche Einstellung zu verschiedenen Lebensmitteln vor. Sie sollen gemeinsam gesunde Rezepte kennenlernen. Der Kurs erstreckt sich über 10 Wochen zu jeweils einer 45-minütigen Kurseinheit pro Woche. Der zeitliche Rahmen einer Kurseinheit wurde einer Schulstunde angepasst, um die Kinder nicht mit zu viel Input auf einmal zu überlasten. Begonnen wird mit 15 Minuten Theorie, um Wissen zu vermitteln und beendet mit 30 Minuten Praxis, in der die Kinder untereinander das Wissen meist spielerisch verinnerlichen und verstehen. Durch den hohen Praxisanteil soll das Selbstbewusstsein unter den teilnehmenden Kindern gestärkt werden. Die Kursgruppe besteht mindestens aus 6 und maximal aus 8 Kindern, um genug Zeit zu haben auf jedes Kind einzeln eingehen zu können. So fühlt sich jedes Kind entsprechend beachtet. Kursleiter können Diätassistenten und Ernährungswissenschaftler mit entsprechenden Betreuern zu einzelnen Kurseinheiten wie Kinderarzt oder Sozialpädagoge sein. Sie verfügen über ausreichende Qualifizierung, so können die Struktur- und Prozessqualität beibehalten werden (Leonhäuser, 2005). Kursanbieter wäre die Volkshochschule, da sie über einen Teil an benötigten Ressourcen besitzt. Zu den benötigten Ressourcen können Sie im folgenden Kapitel weiterlesen.

4.3 Benötigte Ressourcen

Die benötigten Ressourcen starten mit einem Raum, in dem das Kursangebot stattfinden kann, zuzüglich für einzelne Einheiten einen Raum mit Küchenblöcken reservieren. Hierfür wird ein Seminarraum mit Beamer in der Volkshochschule reserviert. Der Seminarraum soll dem Klassenzimmer ähneln und den Kindern vermittelt, dass sie in dem Kurs- zeitraum auch etwas lernen und für ihre Zukunft etwas mit nach Hause nehmen können. Der Beamer dient den kurzen PowerPoint Präsentationen für die Theoriephasen der Kurs- einheiten. Ein Laptop wird benötigt um die Präsentationen steuern zu und alles Nötige dokumentieren zu können, sei es Evaluationsprotokolle führen oder Notizen vorzuneh- men. Zu Anfang wird ein Fragebogen benötigt, um den aktuellen Wissenstand der Kinder und der Eltern zu ermitteln. Er ist simpel gehalten und soll sowohl von Kindern und Eltern ohne viel Vorkenntnisse ausgefüllt werden können. Die Namensschilder sollen Kursleiter und Kindern helfen sich gegenseitig besser und persönlicher für die Kurszeit kennenzu- lernen und ansprechen zu können. Die Lebensmittelkärtchen und Zuckerwürfel dienen der Kurseinheit mit Nahrungsmittelkunde. Mit ihnen sollen die Kinder in Partnerarbeit Aufgaben erarbeiten und wichtiges Wissen speichern. Das Blutdruckmessgerät und eine digitale Waage sind für die Evaluationsprotokollierung von Bedeutung. Die Kinder sollen lernen das Gewicht und wichtige Parameter im Blick zu haben und regelmäßig zu über- prüfen. Die Lebensmittel und Rezepte sind für die Nahrungszubereitung vorgesehen. Die gemeinsame Zubereitung einer gesunden Mahlzeit zwischen Eltern und Kindern sollen beide Zusammenführen und ihnen Tipps für den Alltag mitgeben. Bälle sollen die einzel- nen Kurseinheiten in verschiedenen Formen aktiver gestalten.

5 Ergebnisse

5.1 Darstellung Ernährungskurskonzept

Der Ernährungskurs beginnt mit einer Einführung in die Thematik und einem Kennenler- nen zwischen den Kindern. Die Betreuer prüfen spielerisch den Wissensstand, um allen Kindern die gleiche Basis zu verschaffen. Durch Bälle soll der Kurs von Anfang an aktiv gestaltet werden. Kurseinheit 2 und 3 befasst sich mit der Nahrungsmittelkunde. Ein Blick wird vor allem auf verschiedene Getränke geworfen. Lebensmittel werden nach einem Ampelsystem eingestuft, um das Gefühl für gute und schlechte Lebensmittel zu bekom- men. Die drei Nährstoffe Kohlenhydrate, Proteine und Fette werden besprochen. Zusätz- lich sollen die Kinder die erste gesunde Mahlzeit anhand von Lebensmittelkärtchen er- stellen. In den kommenden Wochen sollen die Kinder auch die Ursachen von Überge- wicht und Adipositas kennenlernen. Auf einer Entdeckungsreise finden sie womöglich auch die eigene Ursache heraus. Durch eine Zwischenmessung von Körpergewicht und Blutdruck, lernen die Kinder mit Unterstützung der Eltern diese selber durchzuführen. Sie sollen in Zukunft im Alltag regelmäßige Messungen dieser Art durchführen können und dokumentieren, um ein verbessertes Körpergefühl zu bekommen. Bei gleichbleibendem bzw. reduziertem Gewicht soll das Selbstbewusstsein gestärkt werden.

Tab. 9: Darstellung des Ernährungskurskonzeptes Woche 1-5 (eigene Darstellung)

Woche	Kurs-einheit	Hauptthema der Kurseinheit	Lernziele	Lerninhalte	Umsetzungs-aspekte
1	KE1	Einführung in die Thematik und Kennenlernen	Theorie: Überblick verschaffen Praxis: Kennenlernen, Wissensstand prüfen	Theorie: Allgemeine Inforationen für die kommenden Wochen Praxis: Spielerisch die Teilnehmer kennenlernen, Wissensstand spielerisch abklären	Organisationsformen: Raum reservieren Medien: PowerPoint Hilfsmittel: Ball, Namensschilder
2	KE2	Nahrungsmittelkunde	Theorie: Welche Getränke sind gut für mich? Obst und Gemüse als Ersatz Praxis: Zuckerwürfelmenge den Lebensmittel (LM) zuordnen	Theorie: Versteckter Zucker Praxis: Lebensmittel identifizieren (Ampelsystem)	Organisationsformen: Raum reservieren Medien: Hilfsmittel: Zuckerwürfel, verschiedene Getränke
3	KE3	Nahrungsmittelkunde	Theorie: Kohlenhydrat, Fett- und Protein Einteilung im Alltag Praxis: Mahlzeiten zusammenstellen mit richtigem Anteil	Theorie: Wiederholung (Wdh.), Was liefert mir Energie? Praxis: Mahlzeiten zusammenstellen	Organisationsformen: Raum reservieren Medien: Hilfsmittel: Lebensmittelkärtchen

Woche	Kurs-einheit	Hauptthema der Kurseinheit	Lernziele	Lerninhalte	Umsetzungs-aspekte
	KE4	Ursachen von Übergewicht	Theorie: Wie kann es zu Übergewicht kommen? Praxis: Die eigene Ursache für das Übergewicht rausfinden, Alternativen kennen	Theorie: Wdh., Ursachen aufzählen Praxis: Spielerisch mit einem Partner rausfinden, was die eigenen Ursachen sind, Alternative überlegen	Organisationsformen: Raum reservieren Medien: Bilder mit Ursachen Hilfsmittel: Bälle
5	KE5	Verbesserung Körpergefühl und Selbstbewusstsein (+ Eltern)	Theorie: Wieso muss der Blutdruck gesenkt werden? Praxis: Verb. Körpergefühl durch Zwischenergebnisse	Theorie: Blutdruck Praxis: Wiegen + Blutdruck messen	Organisationsformen: Raum reservieren Medien: Hilfsmittel: Digitale Personenwaage, Blutdruckmessgerät

Ab Woche 6 wird auf das Ernährungs- und Bewegungsverhalten eingegangen. Die teilnehmenden Kinder beschreiben ihren Alltag und filtern hierbei Fehlverhalten heraus, sie erarbeiten gemeinsam Verbesserungsvorschläge. Zusätzlich werden gemeinsam mit den Eltern gesunde Pausensnacks zubereitet. In der kommenden Woche wird auf die Folgen von Übergewicht und Adipositas eingegangen. Kinder sollen verstehen, was passieren kann, wenn sie nicht frühzeitig anfangen etwas gegen das erhöhte Gewicht zu machen. In Woche 8 wird die Kurseinheit zur kompletten Bewegungseinheit. Die Kinder sollen den möglichen Spaß an der Bewegung erkennen. Verschiedene Spiele werden gespielt und dabei die letzten Wochen wiederholt. Die darauffolgende Woche dient Eltern, ihren Kindern näher zu kommen und ihre Unterstützung zu verdeutlichen. Es wird ein komplette Mahlzeit zubereitet. Gewählt wurde hier das Abendessen, da dieses meistens mit allen Familienmitgliedern stattfindet. In der letzten Kurseinheit findet eine komplette Endmessung statt. Das Körpergewicht und der Blutdruck werden gemessen und dokumentiert. Eltern und Kinder bewerten erneut das Verhalten nach dem 10-wöchigem Kurs mithilfe von Fragebögen. Zum Schluss haben die Eltern und Kinder die Möglichkeit Fragen zur weiterführenden Umsetzung zu stellen oder bestehende Ängste anzusprechen.

Tab. 10: Darstellung des Ernährungskurskonzepts Woche 6-10

Woche	Kurseinheit	Hauptthema der Kursein-heit	Lernziele	Lerninhalte	Umsetzungs-aspekte
6	KE6	Verbesserung Ernährungs-/bewegungs-verhalten (Eltern als Gast)	Theorie: Fehler im Alltag erkennen, Alternativen kennen lernen Praxis: Gesunde Pausen Snacks zubereiten	Theorie: Was mache ich im Alltag falsch? Praxis: Gesunde Snacks für die Schule kennenlernen	Organisationsformen: Küche reservieren Medien: Rezepte Hilfsmittel: LM
7	KE7	Folgen von Übergewicht	Theorie: Was passiert mit mir, wenn ich nichts gegen das Übergewicht mache? Praxis: Folgen selber erkennen	Theorie: Erklärung zu Folgen Praxis: Spielerisch rausfinden, überlegen was passiert, wenn man nichts ändert	Organisationsformen: Raum reservieren Medien: Bilder mit Folgen Hilfsmittel: Bälle
8	KE8	Bewegungseinheit	Theorie: Wdh. In der Praxis Praxis: Bewegungsspiele spielen und dabei Wiederholen	Theorie: Wiederholung Praxis: Bewegung macht Spaß	Organisationsformen: Turnhalle oder großen Raum reservieren Medien: Hilfsmittel:
9	KE9	Mahlzeitenzubereitung Gesundes Abendessen (Eltern als Gast)	Theorie: Verständnis Rezepte Praxis: Erfolgreiche Mahlzeitenzubereitung	Theorie: Rezept durchsprechen Praxis: Zubereitung Kind+ Eltern oder Elternteil	Organisationsformen: Küche reservieren Medien: Rezepte Hilfsmittel: LM

Woche	Kurseinheit	Hauptthema der Kursein- heit	Lernziele	Lerninhalte	Umsetzungs- aspekte
10	KE10	Enduntersu- chung (+ El- tern)	Theorie: Fragebo- gen mit Unterstüt- zung der Eltern Praxis: Wiegen und Blut- druck mes- sen	Theorie: Fra- gebogen ausfüllen Praxis: Selbstständi- ges wiegen und Blutdruck messen unter Beobachtung Fragen zur weiterführen- den Umset- zung	Organisati- onsformen: Medien: Fra- gebogen Hilfsmittel: Waage, Blut- druckmess- gerät

5.2 Darstellung Evaluationskonzept

Für die Evaluation wurden drei verschiedene messbare Interventionsziele festgelegt. Jedes davon einem Kursziel zugeordnet. Für die konstant Haltung des Körpergewichts bei gleichzeitigem Längenwachstum wurde die Haltung bzw. Gewichtsreduktion von 3% des Ausgangsgewichtes definiert. Hilfestellung leistet hier zu drei verschiedenen Messzeitpunkten eine digitale Personenwaage. Um Adipositas oder Adipositasassoziierte Erkrankungen zu vermeiden wurde die Senkung des Blutdrucks um 1-2 mmHg angeordnet. Mittels automatischem Blutdruckmessgeräts werden zu zwei Messzeitpunkten Werte dokumentiert. Die Verbesserung des Verhaltens um mindestens eine Stufe dient der Verbesserung des Ess- und Bewegungsverhaltens. Durch eine schriftliche Befragung, unter Einbeziehung der Eltern, werden zu zwei Messzeitpunkten die Gesamtpunkte nach Auswertung der Einzelitems der Fragebögen erfasst. Die standardisierten Fragebögen im Bereich Beobachtung (OBELDICKS) und Bewegungsverhalten (in form) wurden ohne Bearbeitung übernommen. Sie beinhalten simple Fragen zur Aktivität der Kinder im Alltag, Ernährungsgewohnheiten, Begleiterscheinungen und zur Familiensituation.

Tab. 11: Darstellung des Evaluationskonzeptes (eigene Darstellung)

Übergeordnetes Kursziel	Messbares Interventionsziel	Zielindikator	Erhebungsmethode	Erhebungsinstrument	Messzeitpunkte (t)
Konstant Haltung Körpergewicht bei gleichzeitigem Längenwachstum (ggf. Gewichtsreduktion)	Haltung oder ggf. Gewichtsreduktion um 3% des Ausgangsgewichtes	Relativer Körpergewichtsverlust (%) (Gewichtsabnahme in kg/Ausgangsgewicht x100)	Anthropometrie	Digitale Personenwaage	t_0 = 1 Woche vor Kursbeginn t_1 = nach 5 Wochen t_2 = letzte Kurseinheit nach 10 Wochen
Vermeidung von Adipositas und Adipositasassoziierten Erkrankungen	Senkung des Blutdrucks um 1-2 mmHg	Relativer Blutdruckverlust (%) (Abnahme mmHg / Ausgangsblutdruck x 100)	Oszillometrie	Blutdruckmessgerät (automatisch)	t_0 = 1 Woche vor Kursbeginn t_1 = letzte Kurseinheit nach 10 Wochen
Verbesserung Ess- und Bewegungsverhalten unter Einbeziehung der Familie	Verbesserung des Verhaltens um mindestens eine Stufe	Punkte nach Auswertung der Einzelitems des Fragebogens	Standardisierte schriftliche Befragung	Beobachtungsbogen (OBELDICKS); Befragung zum Bewegungsverhalten in der Freizeit – Kinder (in Form)	t_0 = 1 Woche vor Kursbeginn t_1 = letzte Kurseinheit nach 10 Wochen

6 Diskussion

6.1 Betrachtung der eigenen Planung

Entwickelt wurde ein dem § 20 SGB V angepasstes Ernährungskurskonzept für Kinder. Bei der Erstellung wurde auf die Umsetzung aller Anforderungskriterien großen Wert gelegt und erfolgreich umgesetzt. Während der ausführlichen Literaturrecherche konnten einige Studien zur Prävention und Therapie von Übergewicht und Adipositas bei Kindern und Jugendlichen gefunden werden. Signifikante Ergebnisse lieferten hauptsächlich ältere Studien von vor 10 Jahren. Da eines der Ziele der Arbeit, die Recherche von signifikanten Wirksamkeitsbelgen war, wurde hierfür auf die älteren Quellen gesetzt, um eine höhere Aussagekraft der Ergebnisse zu erlangen. So konnten nicht zu allen Bereichen aussagekräftige Wirksamkeitsbelege dargelegt werden. Die eigene Planung beinhaltet die Erstellung des Konzeptes aus weitaus jüngeren Quellen, konnte dennoch gut umgesetzt werden.

6.2 Umsetzungsprobleme und deren Lösungsstrategien

Das erstellte Konzept beinhaltet alle nötigen Kursinhalte. Sie starten simpel und bauen Woche für Woche aufeinander auf, damit alle Kinder auch komplexere Themen verstehen können. Die empfohlene Kombination aus Ernährungslehre und körperlicher Aktivität konnte, wenn auch zu einem kleinen Teil in das Konzept miteingebaut werden. Zudem wurden die Familie bzw. die Eltern zu hohem Anteil eingeplant. Es wurde, wie auch Wirksamkeitsbelege empfehlen eine Verhaltensänderung beachtet. Die Zielgruppe wurde nach der Literaturrecherche gut gewählt. Durch das geplante Konzept bestehen gute Chancen, dass die teilnehmenden Kinder signifikante Ergebnisse erzielen. Negativ könnten wiederum der geringe Anteil an Bewegung und die Dauer des Kurses auffallen. Bei verlängerter Kursdauer wäre eine Anpassung des Bewegungsrahmens möglich. Zu den Umsetzungsproblemen zählen weniger die regelmäßige Teilnahme der Kinder, sondern die nachhaltige Wirkung des Kurses. Wie lange wird das veränderte Verhalten andauern? Achten Kinder und Eltern im Alltag weiterhin auf die Umsetzung des Gelernten? Eine Lösung hierfür wäre die regelmäßige Untersuchung bei einem Kinderarzt. Zusätzlich die Dokumentation der selbstständig durchführbaren Messung. Kommt es zu einer Verschlechterung der Werte, sollten sich Eltern und Kinder zusammen setzen und das Ess- und Bewegungsverhalten reflektieren und gegebenenfalls wieder anpassen. Fraglich ist auch die Umsetzbarkeit im geplanten Zeitraum. Reichen 10 Wochen tatsächlich aus um die Prävention von Übergewicht und Adipositas, Kindern zu lehren? Möglich wäre die Anpassung auf die maximale Kurseinheitsanzahl von 12. Gegebenenfalls bei möglicher Änderung der Anforderungskriterien auf 15 Einheiten. Alternativ wäre auch die Teilnahme an zusätzlichen Onlineangeboten, um die Kinder in dem Bereich besser zu prägen. Zuletzt könnte die eher mangelnde Bewegung in den Kurseinheiten als Umsetzungsproblem angesehen werden. Empfohlen werden könnte die Teilnahme an einem zweiten Kurs im Handlungsfeld Bewegungsverhalten, um diesen Baustein besser abdecken und eine nachhaltigerer Wirkung des Kurses auf die Verbesserung des Übergewichtes und der Adipositas zu erzielen.

6.3 Zukünftige Handlungsstrategien/-empfehlungen

Eine der zukünftigen Handlungsstrategien/-empfehlungen könnte die Durchführung von neuen Studien im Bereich der Prävention und Therapie von Übergewicht und Adipositas bei Kindern und Jugendlichen sein, um neue Ansatzpunkte zu entdecken, bzw. schon bestehende signifikanter darzustellen. Es sollte weiterhin verstärkt auf die Kombination aus Ernährungslehre und Bewegung eingegangen werden, da diese die signifikantesten Ergebnisse in diesem Bereich liefern (Epstein, 1996, Epstein, 2002). Wie schon erwähnt, wäre hierfür auch die Teilnahme an den beiden Handlungsfeldern Ernährung und Bewegungsverhalten von großer Bedeutung. Die Zukunft sollte auch flächendeckende Angebote bieten können, um den qualitativen Standard nochmals zu erhöhen. Ebenso sollten Kinder, deren Eltern keine Bereitschaft zur Unterstützung zeigen, die Chance auf die Teilnahme solcher Kurse bekommen. Eventuell stehen hierfür Schulsozialarbeiter bereit, diese Verantwortung zu übernehmen.

6.4 Die Sinnhaftigkeit von präventiven Kurskonzepten nach § 20 SGB V.

Zur Sinnhaftigkeit von präventiven Kurskonzepten nach § 20 SGB V wurde folgender Beschluss gefasst. Die Anforderungskriterien sind zum Teil von großer Bedeutung, um einem qualitativ hohem Standard gerecht zu werden. Durch die Strenge der Zentralen Prüfstelle Prävention jedoch, wie zum Beispiel der genauen Vorgabe von Kursinhalten, werden die Kursleiter sehr eingeschränkt. Hier wäre es von Vorteil, wenn gewisse Richtlinien mit einem Pflichtteil bestehen würden, ebenso auch mit der Möglichkeit aus gewissen Themen wählen zu dürfen. Qualifizierte Kursleiter könnten durch den somit bestehenden Spielraum, Themen je nach Wissensstand und Bedarf wählen und individueller auf die Teilnehmer eingehen. Ebenfalls könnte die Erweiterung der Anzahl an Kurseinheiten zu signifikanten Ergebnissen führen. Vor allem könnte sich im Bereich der Kinderprävention diese Änderung bewähren. Eine Überlegung wäre auch eine neue Grundvoraussetzung zu benennen. Eine Idee hierfür wäre die benötigte Anzahl an Vorsorgeuntersuchungen, die vor der Teilnahme durchlaufen werden müssen. Je fortschreitender das Übergewicht eines Kindes im frühen Alter, desto höher das Risiko, dieses überschüssige

Gewicht mit ins Erwachsenenalter zu nehmen. Ärzte sollten Kindern frühzeitig die Teilnahme an präventiven Kursen empfehlen, denn Ziel dieser ist es nicht die Krankheit zu behandeln, sondern Risiken zu reduzieren.

7 Zusammenfassung

Übergewicht und Adipositas zählen zu den größten gesundheitlichen Problemen unserer Gesellschaft. Mittlerweile leiden auch sehr viele Kinder unter dem erhöhten Gewicht. Die Prävention in diesem Bereich bekommt eine zentrale Bedeutung, da diese Krankheit, die Kinder nicht nur selten bis in das Erwachsenenalter begleitet und schwere Folgen mit sich bringen kann. Um diese gering zu halten oder zu vermeiden, wird ein früher Präventionsstart empfohlen. Ziel dieser Arbeit ist die Konzeption eines Ernährungskurskonzeptes zu Erzielung signifikanter Ergebnisse im Präventions- und Therapiebereich von Übergewicht und Adipositas bei Kindern in einem Alter von 7-10 Jahren. Es erfolgte eine wissenschaftliche Literaturrecherche nach Wirksamkeitsbelegen, welche qualitativ ausgewertet und zu einem neuen Konzept von einer Dauer von 10 Wochen zusammen getragen wurden. Hierfür wurden die Anforderungskriterien des § 20 SGB V berücksichtigt. Zur Therapie des Übergewichts und/oder der Adipositas dienen im Kurskonzept folgende wichtige Faktoren: Das Zusammenbringen von Nahrungsmittelkunde, Ursachen und Folgen von Übergewicht und Adipositas, Verbesserung des Körpergefühls, Selbstbewusstseins, sowie die Verbesserung des Ess- und Bewegungsverhaltens, Nahrungsmittelkunde und geringer Bewegungsanteil. Dies erfolgt alles in Kurseinheiten a 45min, wie auch zum Großteil unter Einbezug der Eltern. Mithilfe diesen Konzeptes können Kinder und deren Eltern sich Wissen für die nachhaltige Körpergewichtsreduktion, Blutdrucksenkung und Verbesserung des Ess- und Bewegungsverhaltens aneignen. Weitestgehend konnten alle gewählten Wirksamkeitsbelege zu einem neuen Konzept zusammen getragen werden. Das Konzept basiert größtenteils auf älteren Studien, die jedoch aussagekräftig sind. Aufgrund wenig junger bestehender signifikanter Studien, besteht weiterhin Forschungsbedarf in diesem Bereich. Es besteht eine gute Chance der Erreichung signifikanter Ergebnisse nach Teilnahme des Kurses. Es könnten geringe Umsetzungsprobleme bestehen, dennoch erscheint die Umsetzung des Konzeptes sinnvoll.

8 Literaturverzeichnis

Bartholomeyczik, S. (2006). Prävention und Gesundheitsförderung als Konzepte der Pflege. *Pflege und Gesellschaft, 11*(3), 210-223.

Bellissimo, N., Pencharz, P. B., Thomas, S. G., & Anderson, G. H. (2007). Effect of television viewing at mealtime on food intake after a glucose preload in boys. *Pediatric research, 61*(6), 745-749.

Blüher, S., Meigen, C., Gausche, R., Keller, B., Pfäffle, R., Sabin, M., ... & Kiess, W. (2011). Age-specific stabilization in obesity prevalence in German children: a cross-sectional study from 1999 to 2008. *International journal of pediatric obesity, 6*(sup3), e199-206.

Braghetto, I., Rodríguez, A., Debandi, A., Brunet, L., Papapietro, K., Pineda, P., & Pacheco, M. I. (2003). Prader-Willi Syndrome (PWS) associated to morbid obesity: surgical treatment. *Revista medica de Chile, 131*(4), 427-431.

Brettschneider, W. D., Naul, R., Bünemann, A., & Hoffmann, D. (2006). Übergewicht und Adipositas bei Kindern und Jugendlichen. *Spectrum, 18*(2), 25-45.

Bundesministerium für Soziales, Gesundheit, Pflege und Konsumentenschutz (2020). Gesundheitsförderun. Zugriff am 11.10.2020. Verfügbar unter https://www.gesundheit.gv.at/lexikon/g/gesundheitsfoerderung

Butryn, M. L., & Wadden, T. A. (2005). Treatment of overweight in children and adolescents: does dieting increase the risk of eating disorders?. *International Journal of Eating Disorders, 37*(4), 285-293.

Campbell, K., Waters, E., O'meara, S., & Summerbell, C. (2001). Interventions for preventing obesity in childhood. A systematic review. *Obesity reviews, 2*(3), 149-157.

Daniels, S. R. (2001). Pharmacological treatment of obesity in paediatric patients. *Paediatric drugs, 3*(6), 405-410.

Daniels, S. R. (2006). The consequences of childhood overweight and obesity. *The future of children, 16*(1), 47-67.

de Silva-Sanigorski, A. M., Bell, A. C., Kremer, P., Nichols, M., Crellin, M., Smith, M., ... & Robertson, N. (2010). Reducing obesity in early childhood: results from Romp & Chomp, an Australian community-wide intervention program. *The American journal of clinical nutrition, 91*(4), 831-840.

Deutschlands Initiative für gesunde Ernährung und mehr Bewegung (2014). *Befragung zum Bewegungsverhalten in der Freizeit – Kinder.* Zugriff am 30.09.2020. Verfügbar unter https://www.in-form.de/fileadmin/Dokumente/PDF/Leitfaeden/Evaluation-Frageboegen/24Bewegungsverhalten_Freizeit_Kinder.pdf

Edmunds, L., Waters, E., & Elliott, E. J. (2001). Evidence based management of childhood obesity. *Bmj*, *323*(7318), 916-919.

Eisenmann, J. C. (2004). Physical activity and cardiovascular disease risk factors in children and adolescents: an overview. *The Canadian journal of cardiology*, *20*(3), 295-301.

Epstein, L. H. (1996). Family-based behavioural intervention for obese children. *International journal of obesity and related metabolic disorders: journal of the International Association for the Study of Obesity*, *20*, S14-21.

Epstein, L. H., Paluch, R. A., Consalvi, A., Riordan, K., & Scholl, T. (2002). Effects of manipulating sedentary behavior on physical activity and food intake. *The Journal of pediatrics*, *140*(3), 334-339.

Fogelholm, M., Nuutinen, O., Pasanen, M., Myöhänen, E., & Säätelä, T. (1999). Parent–child relationship of physical activity patterns and obesity. *International Journal of Obesity & Related Metabolic Disorders*, *23*(12).

Grau, P., Dinges, E., & Worm, H. L. (2003). *Übergewichtige Kinder: Ursachen und Folgen-Prävention und Behandlung (1. bis 4. Klasse)*. Persen Verlag.

Hartmann, A. S., & Hilbert, A. (2013). Psychosoziale Folgen von Adipositas im Kindes-und Jugendalter und Strategien zu deren Behandlung. *Bundesgesundheitsblatt-Gesundheitsforschung-Gesundheitsschutz*, *56*(4), 532-538.

Jahns, L., Siega-Riz, A. M., & Popkin, B. M. (2001). The increasing prevalence of snacking among US children from 1977 to 1996. *The Journal of pediatrics*, *138*(4), 493-498.

Katz, D. L., O'Connell, M., Njike, V. Y., Yeh, M. C., & Nawaz, H. (2008). Strategies for the prevention and control of obesity in the school setting: systematic review and meta-analysis. *International journal of obesity*, *32*(12), 1780-1789.

Kersting, M., Alexy, U., Kroke, A., & Lentze, M. J. (2004). Kinderernährung in Deutschland. *Bundesgesundheitsblatt-Gesundheitsforschung-Gesundheitsschutz*, *47*(3), 213-218.

Kromeyer-Hauschild, K., Wabitsch, M., Kunze, D., Geller, F., Geiß, H. C., Hesse, V., ... & Menner, K. (2001). Perzentile für den Body-mass-Index für das Kindes-und Jugendalter unter Heranziehung verschiedener deutscher Stichproben. *Monatsschrift kinderheilkunde*, *149*(8), 807-818.

Klotz, T., Haisch, J., & Hurrelmann, K. (2006). Prävention und Gesundheitsforderung-Ziel ist anhaltend hohe Lebensqualität. *Deutsches Arzteblatt-Arztliche Mitteilungen-Ausgabe A, 103*(10), 606-609.

Leonhäuser, I. U., & Oberritter, H. (2005). Curriculum Ernährungsberatung DGE schafft anerkannte Anbieterqualifikation. *Ernährungs-Umschau, 52*(6), 232-233.

Lobstein, T., & Dibb, S. (2005). Evidence of a possible link between obesogenic food advertising and child overweight. *Obesity reviews, 6*(3), 203-208.

Mast, M., Aerne, G., Stübing, K., Krawinkel, M., & Müller, M. J. (2003). Langzeiterfolge ambulanter und stationärer Rehabilitation adipöser Kinder und Jugendlicher. *Prävention und Rehabilitation, 15*(1), 24-33.

Moore, L. L., Lombardi, D. A., White, M. J., Campbell, J. L., Oliveria, S. A., & Ellison, R. C. (1991). Influence of parents' physical activity levels on activity levels of young children. *The Journal of pediatrics, 118*(2), 215-219.

Moss, A., Klenk, J., Simon, K., Thaiss, H., Reinehr, T., & Wabitsch, M. (2012). Declining prevalence rates for overweight and obesity in German children starting school. *European journal of pediatrics, 171*(2), 289-299.

Owens, S., Gutin, B., Allison, J., Riggs, S. H. A. R. O. N., Ferguson, M., Litaker, M. A. R. K., & Thompson, W. I. L. L. I. A. M. (1999). Effect of physical training on total and visceral fat in obese children. *Medicine and science in sports and exercise, 31*(1), 143-148.

Reinehr, T., Dobe, M., & Kersting, M. (2010). *Therapie der Adipositas im Kindes-und Jugendalter: Die Schulungsprogramme OBELDICKS Light und OBELDICKS für übergewichtige und adipöse Kinder und Jugendliche* (Vol. 19). Hogrefe Verlag.

Reinehr, T. (2013). Adipositas. In *Pädiatrische Gastroenterologie, Hepatologie und Ernährung* (pp. 657-664). Springer, Berlin, Heidelberg.

Reinhardt, D., Nicolai, T., & Zimmer, K. P. (Eds.). (2014). *Therapie der Krankheiten im Kindes-und Jugendalter*. Springer-Verlag.

Rist, G., Borzel, B., Petermann, F., & Bauer, C. P. (1995). Das Essverhaltenstraining bei Adipositas im Kindesalter. Ein neuer Ansatz bei der Langzeitbehandlung übergewichtiger Kinder. *Padiatrische Praxis, 49*(2), 243-251.

Robert Koch-Institut (Hrsg), Bundeszentrale für gesundheitliche Aufklärung (Hrsg) (2008) Erkennen – Bewerten – Handeln: Zur Gesundheit von Kindern und Jugendlichen in Deutschland. RKI, Berlin

Roth, C., Lakomek, M., Müller, H., & Harz, K. J. (2002). Adipositas im Kindesalter Ursachen und Therapiemöglichkeiten. *Monatsschrift Kinderheilkunde, 150*(3), 329-336.

Simmonds, M., Llewellyn, A., Owen, C. G., & Woolacott, N. (2016). Predicting adult obesity from childhood obesity: a systematic review and meta-analysis. *Obesity reviews, 17*(2), 95-107.

Schienkiewitz, A., Brettschneider, A. K., Rosario, A. S., Lange, C., & Kurth, B. M. (2016). Übergewicht und Adipositas bei Kindern und Jugendlichen in Deutschland: Ergebnisse des bundesweiten Kinder-und Jugendgesundheitssurveys (KiGGS). *B&G Bewegungstherapie und Gesundheitssport, 32*(05), 177-180.

Schienkiewitz, A., Brettschneider, A. K., Damerow, S., & Rosario, A. S. (2018). Übergewicht und Adipositas im Kindes-und Jugendalter in Deutschland–Querschnittergebnisse aus KiGGS Welle 2 und Trends.

Schwimmer, J. B., Burwinkle, T. M., & Varni, J. W. (2003). Health-related quality of life of severely obese children and adolescents. *Jama, 289*(14), 1813-1819.

Spitzenverband, G. K. V. (2018). Leitfaden Prävention in stationären Pflegeeinrichtungen nach § 5 SGB XI.

Tremblay, M. S., & Willms, J. D. (2003). Is the Canadian childhood obesity epidemic related to physical inactivity?. *International journal of obesity, 27*(9), 1100-1105.

Wabitsch, M. (2004). Kinder und Jugendliche mit Adipositas in Deutschland. *Bundesgesundheitsblatt-Gesundheitsforschung-Gesundheitsschutz, 47*(3), 251-255.

Wabitsch, M. (2005). *Adipositas bei Kindern und Jugendlichen: Grundlagen und Klinik.* J. Hebebrand, W. Kiess, T. Reinehr, & S. Wiegand (Eds.). Berlin: Springer.

Wang, Y., Wu, Y., Wilson, R. F., Bleich, S., Cheskin, L., Weston, C., ... & Segal, J. (2013). Childhood obesity prevention programs: comparative effectiveness review and meta-analysis. In *Database of Abstracts of Reviews of Effects (DARE): Quality-assessed Reviews [Internet].* Centre for Reviews and Dissemination (UK).

Waters, E., de Silva-Sanigorski, A., Burford, B. J., Brown, T., Campbell, K. J., Gao, Y., ... & Summerbell, C. D. (2011). Interventions for preventing obesity in children. *Cochrane database of systematic reviews,* (12).

Whitlock, E. P., O'Connor, E. A., Williams, S. B., Beil, T. L., & Lutz, K. W. (2010). Effectiveness of weight management interventions in children: a targeted systematic review for the USPSTF. *Pediatrics, 125*(2), e396-e418.

World Health Organization. (2000). *Obesity: preventing and managing the global epidemic* (No. 894). World Health Organization.

9 Abbildungs-, Tabellenverzeichnis

9.1 Abbildungsverzeichnis

9.2 Tabellenverzeichnis

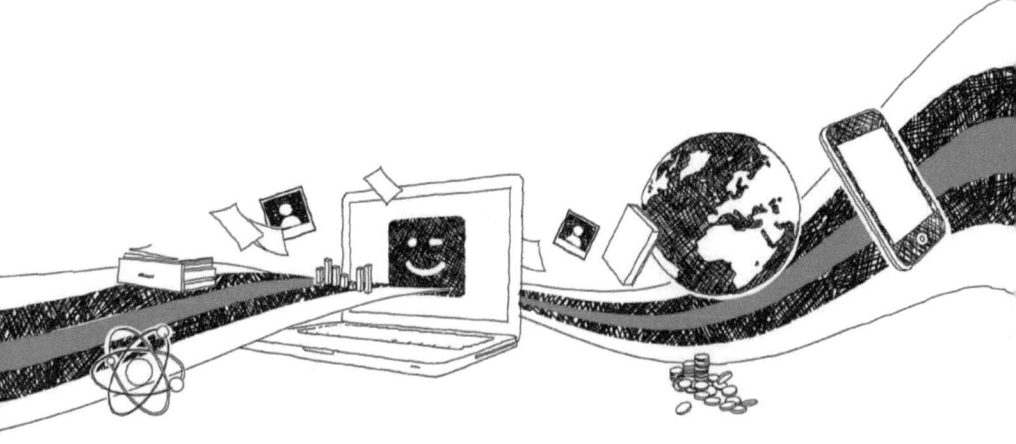
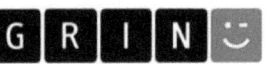